Leo Schön

Schlank!

Band 1

*Wie ich 17 kg abnahm
und lernte, den Sport zu lieben*

ISBN: 9781523301102
CreateSpace Independent Publishing Platform

Einleitung – Das können auch SIE!

Dieses kleine Büchlein wird Ihnen helfen, Ihre Abnehm-Ziele zu erreichen. Endlich. Es ist kein Geheimnis, wie das gehen kann. Hier steht es. Sie brauchen dafür nicht viel zu tun. Treiben Sie Sport. Essen Sie ein wenig anders. Wie, das werden Sie lesen.

Doch das Wichtigste ist. Glauben Sie an sich. An die schlanke, optimale Version von sich selbst. Ihre innere Stimme darf nicht kritisieren, was Sie tun. Bringen Sie sie zum Schweigen. Schicken Sie Ihre kritische Stimme auf Reisen. Am besten ist, die nervige innere Stimme packt alle ihre Zweifel in ein Köfferchen und wandert damit in die Welt hinaus, verlässt Sie auf Nimmerwiedersehen. Möge sie selbst glücklich werden und nicht Sie davon abhalten.

Denn Sie haben jetzt wirklich anderes zu tun, als sich mit Ihrem eigenen Kritiker zu befassen.

Jeder kann es schaffen, schlank zu werden, auch Sie. Sie werden es sehen, Sie werden bald federleicht und mit voller Kraft voraus leben, vergnügt, ohne Fettbauch und Hamsterbacken.

Als ich dieses Buch zu schreiben begann, schaute ich mich um, was es zu diesem Thema schon gab. Ich ging in eine Buchhandlung und staunte, wie viele Diätbücher da standen. Ich habe kein Einziges davon gelesen. Ich hatte ja bereits genug abgenommen.

Es ist vermutlich so, dass viele Menschen mit den Methoden, die in den Büchern beschrieben werden, ihr Übergewicht los werden. Die eine Diät baut auf

Ballaststoffe, die andere auf Trennkost. Ich habe aber nichts von alldem berücksichtigt, weil ich nichts davon wusste.

Niemandem ist geholfen, wenn er hier etwas liest, das ich irgendwo gelesen habe und hier geschrieben habe, nur weil es vernünftig klingt. Ich gebe nur das weiter, was ich selbst gemacht habe. Doch ich kann nicht wissen, was genau davon hilfreich war und was nicht erforderlich war, was vollkommen unnötig war, um abzunehmen. In Summe habe ich es eben so gemacht und Sie können es ähnlich probieren. Ich kann mir nicht vorstellen, dass es Ihnen nicht hilft, aber das wissen Sie schon.

Ich habe nur dadurch, wovon ich hier schreibe, abgenommen. Was hier nicht steht, habe ich nicht gedacht, nicht gemacht, nicht gewusst, nicht gebraucht. Es war nicht erforderlich. Was ich gemacht habe, hat mir durchwegs Vergnügen bereitet.

Ich wollte leichter sein und mich besser fühlen. Ich glaube, dass mein intensiver Wunsch für mein heutiges Körpergewicht verantwortlich ist. Ich habe mich entschieden, leichter zu sein. Ich habe ohne eine bestimmte Diät mein Wunschgewicht erreicht und gehalten.

Das kann bei Ihnen auch funktionieren, besonders wenn Sie ähnlich gestrickt sind wie ich. Wichtig ist, sich auf den gewünschten Zustand zu konzentrieren. Wichtig ist Ihr Vertrauen, dass Sie es schaffen.

Klar werden auch auf Ihrem Weg Steine liegen. Da kommt etwas im TV, das Sie gerade sehen wollen, anstatt sich im Park zu bewegen, Schlechtwetter, wohlmeinende Freunde, die Sie angeblich dick kuscheliger finden. Ihre eigene Bequemlichkeit, die Macht der Gewohnheit, auf der Couch zu liegen.

Ich habe mich gefragt: Was ist mir wichtiger?

Das war eindeutig mein Vorhaben, mein Ziel. Der Plan stand nicht im Detail fest, er formte sich von Tag zu Tag, von Woche zu Woche, je nach der aktuellen Gegebenheit. Auch ich konnte nicht immer frei über meine Zeit verfügen. Im Rahmen des Möglichen habe ich meinem Plan höchste Priorität gegeben.

Mit Ihrem Glauben an Ihr Ziel, endlich schlank zu sein, rollen Sie diese Steine aus dem Weg. Glauben Sie fest daran, dass Sie Ihr Vorhaben schaffen. Alles andere kommt mit der Zeit, denn Ihre Freude und Ihre Dankbarkeit über Teilerfolge auf dem Weg zum Ziel wird Ihnen weiterhelfen. Sie bekommen die Kraft, sich in der gewünschten schlanken Version zu verwirklichen, sich in einen schlanken Menschen umzuwandeln.

Ich habe meinen Tagesablauf nach und nach verändert und stelle Ihnen meine Geschichte zur Verfügung. Ich möchte es auch Ihnen ermöglichen, Ihr weiteres Leben mit Ihrem Wunschgewicht zu verbringen. Auch Sie können Ihr Traumgewicht erreichen. Auch Sie werden mit Ihrer Traumfigur glücklich und zufrieden leben. Was ich konnte, das können auch SIE.

1 – Meine Geschichte

Wie alles begann. Es begab sich so, wie auch Ihre Geschichte des erfolgreichen Abnehmens beginnen wird: mit einem mutigen Schritt auf die Waage!

Warum habe ich ihn gemacht? Warum habe ich mich nach Jahren wieder getraut, zu erfahren, wie viel ich wiege?

Eigentlich weiß ich den Grund nicht mehr, es war wohl ein bisschen Glück dabei, mich dafür zu entscheiden. Der Anlass dazu war, dass wir, meine Freundin und ich, ein neues Federballspiel ausprobierten. Ich hatte schon jahrzehntelang keinen Federballschläger in der Hand gehalten. Ich meinte, wenn ich mir Sportschuhe anziehe, um nicht zu rutschen, wenn ich dem Federball nachlaufe, würde das schon irgendwie gehen, dass ich ihn zurückschlagen kann.

Tatsache war, dass ich keinen Ball erwischte, geschweige denn zurückschlagen konnte.
Zum Glück war mein Gegenüber auch keine Meisterin des Federballspiels, sodass wir die ganze Zeit uns bückend, den Ball aufhebend, verbrachten, was ziemlich anstrengend war. Doch das Bemerkenswerte war, wir mussten beide so viel lachen wie schon lange nicht. Wir hatten einen solchen Spaß, dass ich heute denke, dieses intensive Lachen über die eigene Ungeschicklichkeit bei diesem einfachen Kinderspiel hat in mir etwas angezündet. Ein Bedürfnis, noch einmal von vorne zu beginnen. Bewegungsabläufe neu einzuüben.

Wie ein Baby irgendwann mit etwas Neuem anfängt. Es stellt sich auf die Beinchen und probiert etwas, das es überhaupt nicht können kann. Noch nie gemacht, nie aufgestanden, nie gegangen, nie gelaufen. Dementsprechend sehen seine Bemühungen auch aus. Wie unser Federballspielen. Ich war ein Baby im Sport.

Am nächsten Tag erlebte ich etwas Ähnliches, als ich mich auf das abgestaubte Ding mit den frisch aufgepumpten Reifen setzte. Wieder trat das Gefühl auf, etwas zum ersten Mal zu machen. Ich hatte die Chance, die eigenen Bewegungen zu erforschen. Mich selbst zu beobachten, während ich dahinwackelte.

Also so geht das nicht, sagte ich mir. Das kannst du viel besser, wenn du ein bisschen übst.

Ich brauchte plötzlich das Gefühl, besser zu werden. Mag sein, nur in kleinen Schritten, schon das würde mich freuen.
Also schwang ich meinen Body des Öfteren aufs Fahrrad.

Daraus wurden bald häufigere Radtouren zu zweit, bei denen man natürlich gleich hungrig wurde und entweder ein kleines Picknick im Gepäckkorb mitführte, die Trinkflasche sowieso immer, oder einen Schein einsteckte, um wo einzukehren, am besten am Umkehrpunkt.

So eine Pause mit Verpflegung ergab für mich einen Sinn. Da ich ja sehr gerne esse und das auch beibehalten wollte. Denn Bewegung macht Hunger! Je mehr Sport, desto größer der Hunger!

Ein Picknick im Grünen mit meiner Freundin, daneben glänzen unsere frisch polierten, ins Gras gelegten Fahrräder. Herz, was willst du mehr.

Meine Liebe zum Sport begann also bei einem Federballspiel. Beim Bücken habe ich mir gedacht, dass mir dieses früher leichter gefallen wäre. Ich sollte abnehmen, dann wäre es wieder so. Abends habe ich ein bisschen weniger gegessen. Am nächsten Tag habe ich also wie gesagt das Fahrrad aus dem Keller geholt und gereinigt, die Reifen aufgepumpt. Die Bremsen kontrolliert, Öl auf die Verbindungen und auf die Kette getropft. Dann bin ich losgefahren. Lange in eine Richtung und natürlich wieder retour nach Hause.

So und dann erst habe ich mich getraut, auf die Waage zu stellen. Ich verwendete sie vorher nur zum Abwägen von Urlaubskoffern vor dem Fliegen.

DIESES Gewicht habe ich?
Das gibt es nicht.
…
Das muss sich ändern!

Ich beschloss, fürs Erste vierzig Tage lang alles mir Mögliche zu tun, um schlanker zu werden.

Zu Mittag habe ich gegrillten Fisch, dazu Gemüse gegessen. Mit etwas Bier und Weißwein. Abends einen guten schwarzen Tee ohne Honig und ein paar Oliven zu mir genommen.

Trotz meiner vielen Spaziergänge bin ich so dick geworden, dachte ich.
Ich bin ja nicht faul. Aber sie haben nichts gebracht. Das muss man leider sagen.

An den nächsten Abenden gab es jetzt nur ein bisschen Suppe, Gemüsesaft, wenig Wein mit ein paar Oliven. Hatte ich nicht bisher abends jede Menge fetten Käse gegessen? Stimmt. Einfach so nebenbei beim Fernsehen.

Ich begann, beim nächsten Einkauf auf das Fett in den Lebensmitteln zu achten. Ich kaufte Biotofu und einige Gemüse, vor allem bunte Paprika, Gemüsesaft, Brot und Äpfel.

Als Erstes aß ich eine frisch gekochte Gemüsesuppe. Zum Glück arbeite ich zu Hause und kann mir zu Mittag selbst etwas kochen.

Am späten Nachmittag begab ich mich wieder auf eine ausgedehnte Radtour. Meine Freundin kam gerne mit.

Wir fuhren eine große Runde und kehrten dann in ein schönes Lokal ein, das direkt an der Radstrecke lag. Ich trank nur ein kleines Pils, Wasser hatten wir natürlich dabei.

Wieder stieg ich danach auf die Waage, die auch den Körperfettanteil und das Körperwasser messen kann. Ich nenne sie meine Alles Analysierende Frau Professor Waage.

Auf dem Weg zu den persönlichen Zielen ist es zwar wichtig, Visionen zu haben. Diese will man schließlich verwirklichen. Doch ebenso wichtig ist es, den Tatsachen ins Auge zu sehen.

Und die Waage zeigte heute schon ein Prozent Fett weniger an! Es war mir egal, ob der Wert nur aufgrund einer zufälligen Schwankung niedriger war, ich war einfach nur froh. Sollte sich der Wert gefälligst schwankend nach unten begeben. Alles andere war egal.

Abends machte ich mir heißes Wasser mit frischen Ingwerscheiben und in der Pfanne in Olivenöl gebratene Paprika.

Am nächsten Tag hatte die Waage eine Überraschung für mich bereit. Sie zeigte an, dass ich nun nicht mehr stark übergewichtig, sondern nur mehr ein bisschen übergewichtig war.

Das geht ja schnell, freute ich mich.

Wieder aß ich Gemüse mit Tofu und einer Brotscheibe und trank Gemüsesaft dazu. Wieder unternahm ich eine Radtour, diesmal schon am frühen Nachmittag. Dabei nahm ich mir einen Apfel mit und die obligatorische Wasserflasche.

Interessanterweise wollte meine Freundin, als sie von der Arbeit heimkam, ebenfalls eine Radtour unternehmen. Also fuhren wir. Sie wollte zum Eissalon. Allerdings kaufte ich mir kein Eis, sondern sah ihr zu. Sie konnte sich ein riesiges Eis erlauben. Es machte mir nichts aus, denn Eis ist soundso nicht so mein Ding. Abends gab es noch mal ein bisschen Gemüse und dazu den wärmenden Ingwertee wie gestern.

Tofu kann man auch mit Spinat und Knoblauch essen, das passt ziemlich gut zusammen, fand ich heraus. Ein Prozent Fett enthaltender Joghurt mit ein klein bisschen Dicksaft übergossen ist auch nicht schlecht als süßer Abschluss.

Abends begab ich mich wieder auf eine Radtour mit meiner Freundin. Wir fuhren zu einem Italiener, dort aß ich einen großen bunten Salat und trank ein kleines Bier. Sicherlich hätte ich ohne mein Gläschen Bier oder Wein viel schneller abgenommen, doch wahrscheinlich nicht so bequem. Und außerdem, ich wollte zwar unbedingt abnehmen, aber nicht übertreiben mit meiner neuen Lebensweise. So hatte ich keinerlei schlechtes Gewissen bei meinem gemäßigten Genuss.

Beim Fernsehen gab es diesmal grünen Tee und ein paar Oliven.

Außerdem kaufte ich nun Vollkornbrot statt Weißbrot. Dazu gab es Hagebuttenmarmelade in der Früh und einen mageren Aufstrich mit etwa sieben Prozent Fett.

Zu Mittag kochte ich immer wieder ähnliche Variationen: Gemüse, auch Tiefkühlgemüse, wenn ich kein frisches hatte, Vollkornnudeln, dazu Vollkornbrot.

Abends ging ich meistens Rad fahren, wenn es nicht regnete. Dabei wurde aber doch das eine oder andere Lokal angesteuert, einmal gab es sogar Grillhendl mit Salat, dazu ein kleines Bier, mit Genuss getrunken.

In der Nacht beim TV bekam ich eine dünne Gemüsesuppe. Von ihr konnte ich essen, soviel ich wollte, und sie schmeckte mir schon genau so gut wie der vormals von mir verschlungene Käse.

Da ich nicht nur auf dem Rad sitzen wollte, erwarb ich Nordic-Walking-Stöcke. Ich fing mit dieser neuen Sportart an, denn ich bekam täglich mehr Gefallen an Bewegung.

Nach vierzehn Tagen mit täglich ein bisschen Sport fühlte ich mich bereits um zehn Jahre jünger. Ich übertreibe jetzt wirklich nicht.

Weiter hinten finden Sie eine Liste mit den Lebensmitteln, die ich in meiner Abnehm-Phase gerne zu mir nahm.

Nun kam es so, dass meine Freundin plötzlich ein neues Rad haben wollte und mir das mitteilte.

Damit du mir davonfahren kannst, sagte ich.
Na klar, nur deshalb, war ihre Antwort.

Aber warum denn auch nicht, es gab gerade ein recht gutes Trekking-Rad im Angebot. Ich war ohnehin froh, dass sie sich mit mir auf den Radsport einließ. Obwohl sie gewiss nicht abnehmen wollte durch das Radfahren. Doch es schadete ihr nicht, denn sie hat einen sitzenden Beruf wie ich und das könnte sich ja auch einmal auf ihre gute Figur negativ auswirken.

Ich war mit meinem alten Drahtesel noch ganz zufrieden.

Aber man kann wie gesagt nicht immer Rad fahren. Zufällig sprangen mir in einem Katalog MBT-Schuhe ins Auge. Ein Freund hat die schon lange. Er kaufte noch die Originalversion. Nun gab es andere Anbieter, sodass diese speziellen Schuhe, die mich an Löschwiegen erinnern, preisgünstiger erhältlich waren. Also legte ich mir ein Paar der nachgemachten Version zu.

Sogleich marschierte ich damit durch den Park. So ca. vier Kilometer weit. Ein cooles Gefühl bei dem neuartigen Geherlebnis stellte sich ein. Ich bin nicht besonders groß und daher war es angenehm, in diesen Schuhen durch die zentimeterhohen Löschwiegen auch einmal auf meinen Schatz herabschauen zu können. Das nur nebenbei gesagt.

Ich erlaube mir den Tipp: Radfahren sollte man nicht damit. Dabei lieber flache Sohlen tragen.

Könnte man die Nordic-Walking-Stöcke vielleicht mit den MBT-Schuhen zusammen verwenden? Wenn die Arme dann nicht zu hoch wären. Die Ellbogen sollten einen rechten Winkel bilden beim Halten der Stöcke. So steht es in der Beschreibung.

Ich werde mir gewahr, dass mir mein Körper eigentlich viele Jahre, sogar Jahrzehnte, nur als Kleiderständer und Rasierwasserträger gedient hat. Seine Muskeln habe ich nicht wahrgenommen. So wurden sie weniger und immer weniger. Sie versteckten sich hinter einer Fettschicht. Diese jedoch wurde dicker und immer dicker.

Das kann sich ändern, wenn ich jetzt abwechselnd die Beine mit dem Rad fahren und die Arme mit dem Nordic Walking trainiere, dachte ich. Und kaufte sicherheitshalber noch Hanteln. Man kann bei meinen Hanteln die Scheiben auswechseln, sodass ich mit leichten Scheiben beginnen konnte.

Mein Körper erwachte.

Er wollte plötzlich einen steilen Weg auf einen Berg hinaufgehen. Ich begab mich auf diesen Pfad, einen Rucksack mit reichlich Proviant auf den Rücken geschnallt. Ich schnaufte gewaltig.

Doch der Ausblick lohnte die Mühe. Und die Jause schmeckte oben sehr gut.

Die Wochen nach dem Federballspiel zwischen den Blumenbeeten im Park vergingen wie im Flug.

Ich blickte in den Spiegel und sah ein freundliches Gesicht. Das war ich! Ich fühlte mich jung.

Dann passierte Folgendes. Als ich eines Tages einen Rundgang von etwa vier Kilometern vorhatte, überkam mich die Lust, ein paar Schritte zu laufen.

Ich setzte mich beinahe unabsichtlich in einen langsamen Trab. Er war sehr langsam, aber es war eben kein Gehen mehr.

Nach etwa hundert Schritten hatte ich auch schon genug davon und machte wieder normale Schritte.

Dann dachte ich: Warum nicht den Weg halb gehen und halb laufen? Das müsste doch zu schaffen sein. Und dann wäre ich schließlich von den vier Kilometern die Hälfte gelaufen. Das wären immerhin zwei Kilometer!

Diesen Vorgang, der mir Spaß machte, wiederholte ich am Tag darauf und am nächsten Tag wieder. Und siehe da, die Laufabschnitte fielen mir immer weniger schwer. Ich hatte schließlich diesen Rhythmus herausgefunden: Zwölf Schritte laufen, als Schritt zähle ich ein Mal links-rechts, also den Doppelschritt, und dann wieder gehen. Erst wenn ich wieder Lust hatte, wieder laufen.

Ich arbeitete mich hoch.

Ich erhöhte die Laufstrecke um einen Kilometer nach dem anderen. Wichtig fand ich dabei, dass ich nie mehr als zwei Tage Pause machte, damit ich aus diesem neuen Plan nicht herausfiel.

Außerdem installierte ich mir auf dem Smartphone die Runkeeper-App. Damit erfuhr ich, wie schnell ich gewesen war beim Laufen.

Natürlich blieb es auch manchmal beim Wandern ohne Laufen, besonders bei unterhaltsamen Wanderungen mit alten Freunden oder wenn wir zum Beispiel den Tiergarten besuchten.

Ich beobachtete jetzt mit Vorliebe Tiere, die sehr schlank sind und sich viel bewegen.

Viele Strecken durch die Stadt ging ich jetzt zu Fuß, wie ich es in meiner Jugendzeit auch gemacht hatte.

Außerdem aß ich sehr viel Suppe, zum Beispiel Fischsuppe und Miso-Suppe mit Tofuwürfeln. Ich versuchte, gesund zu essen. Nun speziell dafür, dass mir das Laufen leichter fallen sollte, wie ich hoffte.

Außerdem trank ich noch mehr Ingwerwasser. Ich bildete mir ein, dieses durchblutungsfördernde Getränk half, das Fett, das mir fürs Laufen ziemlich hinderlich war, zu verbrennen. Es war ja bloß unnötiger Ballast beim Laufen.

Ich schnitt von einem abgeschälten Stück der Ingwerwurzel feine Scheibchen ab und übergoss sie mit kochendem Wasser. Das Ganze ließ ich dann zehn Minuten ziehen. Das riecht und schmeckt so köstlich.

Ich besorgte mir einen aktuellen Radwegeplan unserer Stadt. Das erleichterte es, Routen zu finden, wenn man wohin muss und den Weg mit dem Rad fahren möchte.

Dann flogen wir für zehn Tage ans Meer. Dort pflegten wir noch längere Spaziergänge als zu Hause zu machen, besonders abends, und wir nutzten auch den Pool zu Zeiten, wenn er leerer war, sodass man zügig schwimmen konnte.

Mein Bauch wurde in diesen freien Tagen wieder um ein gutes Stück kleiner!

Auch einen höheren Berg bestiegen wir im Urlaub und ich merkte: Das Bergaufgehen geht so viel einfacher, wenn man leichter ist.

Nach dem Urlaub wog ich mich ab und stellte fest: Die ersten acht Kilogramm sind weg! Eine Hose passte mir wieder, die ich schon jahrelang nicht getragen hatte. Sie war so gut wie neu. Als hätte ich sie auf Vorrat gekauft. Ich beschloss, mir eine Hose mit einer noch kleineren Bauchweite zuzulegen beim nächsten guten Angebot.

Außerdem brachte mich das Denken an früher, als ich noch schlanker gewesen war, auch darauf, meine alten Tagebücher, Ansichtskarten und Briefe zu sortieren. Alte E-Mails zu lesen, an frühere Freunde und Ereignisse zu denken.

Erleichtert stellte ich fest, dass ich zwar manchmal ein ganz schöner Idiot gewesen war, mich zumindest so verhalten hatte, aber insgesamt Glück gehabt hatte.

Der Weg, den ich gegangen war, fühlte sich zwar nicht immer als der richtige an, doch immerhin hat er mich ja hierher geführt, wo ich heute stehe!

Ich dachte an unangenehme Ereignisse, an denen ich schuld gewesen war, was aber nicht mehr zu ändern war, da sie Vergangenheit sind.

Heute kann ich es alles besser machen. Dafür ist es nicht zu spät.

Ich begann, das Wachsen meiner Muskulatur mit einer neuen Gymnastik zu unterstützen. Es waren Kräftigungs-Übungen speziell für die beim Laufen nicht benötigten Muskeln. Das solle helfen, ein Ungleichgewicht zu verhindern, das dadurch entstehen könnte, dass nur die Muskeln, die beim Laufen stark beansprucht werden, wachsen.

Außerdem wollte ich jetzt mehr eiweißhaltige Nahrungsmittel zu mir nehmen, um den Muskelaufbau zu fördern. Ich entschied mich dafür, täglich ein Glas Buttermilch zu trinken. Auch Eier, Huhn, Hüttenkäse und Magertopfen standen vermehrt auf meinem Speiseplan. Haferflocken in warmer Magermilch aß ich ebenfalls des Öfteren.

Längere Radtouren unternahmen wir vor allem an meinen lauffreien Tagen.

Nach drei Monaten meines aktiveren Lebens wollte ich eine neue Ordnung in meine aufbewahrten Dinge bringen. Ich trennte mich von Gegenständen, schlichtete um und ordnete die Andenken in Boxen mit Rädern neu ein. Diese Ordnung strukturierte meine Vergangenheit, was ich als angenehm empfand.

Ich wollte jetzt, da ich so frisch und voll Kraft war, das Eigentliche tun. Vorher aber noch das Bisherige akzeptieren und so in den Hintergrund treten lassen.

Nur die Gegenwart ist wirklich wichtig, sagte ich mir.

Ab und zu gab es abends eine gegrillte Forelle oder einen anderen ganzen Fisch. Schön mit Gemüse garniert, dazu Rotwein.

Ich fand, jetzt war es wieder an der Zeit für eine zusätzliche, neue Sportart. Wenn man leichter ist, kann man sich Sportarten aussuchen! Doch was reizte mich? Ich wusste es noch nicht genau, hatte aber eine Ahnung.

Zunächst einmal setzte ich mir etwas weitere Ziele beim Laufen oder ich lief einfach noch einen Kilometer weiter, wenn ich noch nicht müde war.

Wir unternahmen nun oft Ausflüge an beiden Tagen der Wochenenden. Gingen in Museen, gepflegte Parks und Botanische Gärten oder ins Freibad. Schwimmen tut mir immer gut.

Ich kaufte meine erste Kletterausrüstung in einem kleinen Sportgeschäft, das für seine gute Beratung bekannt ist. Es gab nämlich gerade ein Set im Sonderangebot. Ein Freund will mich in diese Sportart einweisen. Er ist ein guter Kletterer mit viel Erfahrung. Und einen Kurs wollte ich auch besuchen.

Nach dem Laufen trank ich jetzt manchmal einen frisch gepressten Karottensaft.
Notiert habe ich auch ein Essen mit leckeren Chili-Linguini als Vorspeise und einem gegrillten Branzino als Hauptgericht.

Schließlich verbrachten wir wieder zwei Wochen am Meer. Jetzt war ich neugierig, ob ich mein nun doch schon sehr intensives Sportprogramm dort würde beibehalten können. Eigentlich müsste es ja noch leichter sein, mehr Sport zu machen, weil die Arbeitszeit wegfällt. Andererseits liegt man viel am Strand mit diverser Lektüre, die man immer schon einmal lesen wollte.

Am ersten Urlaubstag genoss ich einige Leckereien, achtete aber darauf, nicht zu viel Mayonnaise und Frittiertes dabei zu haben. Abends unternahmen wir einen 5,3 km langen Spaziergang, der Runkeeper zählte genau mit.

Besonders gut gefiel mir das Frühstücksbuffet, bei dem ich kräftig zulangte. Dafür schwamm ich später lange und wir spazierten wieder durch den Urlaubsort. Dies wiederholte sich am nächsten Tag. Da es sehr heiß war, aßen wir tagsüber weniger als sonst. Das regelt der Körper von alleine so. Denn er verbraucht ja weniger Kalorien für die Aufrechterhaltung der Körpertemperatur.

So wiederholte sich die gleiche Prozedur mit Schwimmen und vielen Erkundungsspaziergängen. Auch in Nachbarorten. Die Hauptmahlzeit hielten wir meistens abends in einem guten Fischrestaurant am Strand. In der Altstadt gab es gemütliche Gässchen mit Lokalen, die Hauptsache war für uns, dass man draußen sitzen konnte. Spätabends besuchten wir gelegentlich eine Bar. Hier trank ich eventuell ein Glas Brandy, wenn ich Lust darauf hatte.

Laufen ging ich natürlich zeitig in der Früh, wo es noch relativ kühl war.

Als wir mal wieder am Strand waren, sagte meine Freundin zu mir:

Wo ist denn dein Dickbauch geblieben?

Suchend blickte sie auf meine Körpermitte.

Tatsächlich, ich hatte es noch nicht in dem Ausmaß bemerkt, er war weg! Ganz weg! Und das musste einem noch gesagt werden!

Okay, ich fühlte mich schlank, doch ich wollte noch viel mehr Fett wegkriegen. Sicherheitshalber, sozusagen als Negativreserve, damit ich nicht so schnell wieder ins Übergewicht komme, wenn ich mal nicht so viel Zeit für Sport habe.

Wir waren dann noch in einem Aquarium mit sehr interessanten Erläuterungen zur Fischwelt, zu Mittag in einem All-you-can-eat-Restaurant mit Schwerpunkt Salat.

Viel zu schnell vergingen diese entspannenden, sonnigen Tage, wie immer.

Am Abschlussabend saßen wir bei Cava in der Strandbar und ließen den schönen und aktiven Urlaub Revue passieren.

Auf der Heimreise in der Lounge gab es Gazpacho, das ich sehr mag.

Zu Hause angekommen wog ich mich ab. Fazit der Alles analysierenden Frau Professor Waage war, dass ich insgesamt zwölf Kilogramm Fett abgenommen hatte. Das war doch okay.

Danach schmeckte mir meine Portion Spaghetti mit Basilikum-Sugo.

Wir haben übrigens, außer im Winter, immer Kräuter am Balkon, die das Essen optisch verschönern und geschmacklich verbessern.

Abends briet ich uns einen Fisch in der Pfanne, dazu gab es Fisolen-Salat und Rotwein.

Am nächsten Tag holte ich mir zwei fertige Heringssalate zum Mittagessen, auch frisch gepflückte Ribisel gab es. Abends kochten wir Fischsuppe, das taten wir jetzt öfter, danach aßen wir Wassermelone.

Habe ich schon erwähnt, dass ich auch viel Buttermilch trank, damit genügend mageres Eiweiß für die Zunahme meiner Muskeln zur Verfügung steht? Dazu kann man eine geschnittene Paprika knabbern.

Einen großen grünen Salat aß ich auch oft zu Mittag.

In der jetzt folgenden Zeit nahm ich noch weitere fünf Kilo ab, aber langsam.

Zum Frühstück aß ich oft ein weiches Ei. Mittags vielleicht ein Karotten-Zucchinigemüse mit geriebenem Käse, aber nicht zu viel Käse.

Wassermelone, ein Brot mit veganem Aufstrich, Mandeln, Oliven. Das aß ich an einem Tag, an dem es 31 Grad hatte.

Sogar an diesem Tag ging ich Laufen, allerdings lief ich langsamer als sonst.

Und ich machte mein Krafttraining. Die Alles Analysierende Frau Professor Waage zeigt ja auch an, wie viel Muskelmasse ich habe. Ich wollte hier eindeutig mehr angezeigt bekommen.

Am Wochenende unternahmen wir einen Ausflug auf einen kühlen Berg, es war nämlich wieder extrem heiß in der Stadt. Ich probierte neue Wanderschuhe aus. In den alten Schuhen bin ich beim bergab Gehen immer mit den Zehen vorne angestoßen, was mit der Zeit ziemlich schmerzte. Die neuen Schuhe konnte ich fester schnüren, sie saßen fest um die Ferse herum und ließen vorne mehr Raum für die Zehen. Das ist wichtig. Und natürlich haben sie eine gute Vibram-Sohle, die das Rutschen auf nassen Wegen verhindert.

Auch hatte ich mir einen neuen Radhelm zugelegt, der die Luft besser durchströmen ließ.

An einem Tag hatte es sogar 35 Grad im Schatten. Abends bin ich bei immer noch 32 Grad gelaufen. An diesem Tag habe ich drei Mal kühl geduscht.

Bei dieser Hitze schmeckte mir eine Rote-Rüben-Suppe besonders gut. Allerdings habe ich das Rezept dann gleich verlegt, leider.

Wir aßen jetzt meistens kalt: Schinkenbrote, Rettich, eiskalten gespritzten Weißwein dazu. Zur Nachspeise eiskaltes Marillenkompott. Ich presste täglich Karotten-Apfelsaft.

Am Wochenende besuchten wir eine Gartenschau und machten auch einen netten Radausflug.

Wir kauften wir uns einen ganz kleinen Griller, um die lauen Abende am Fluss zu verbringen und dabei Gemüsespieße, Folienkartoffel und Sardinen zu grillen.

Gemüsesuppe kochte ich an wieder mehreren Tagen für das Mittagessen.

Als wir einige Freilufttheater-Vorstellungen besuchten, aß ich schon auch mal eine Bratwurst. Wenn ich tagsüber Sport gemacht habe, darf ich mir das ruhig erlauben, fand ich. Schließlich habe ich mir dann die Wurst verdient, oder?

Etwas Neues probierte ich: selbst belegte Pizza. Ich esse sie gern mit Tomaten- und Zucchini-Scheibchen. Ohne Pizza-Käse. Eventuell ein wenig Ziegenkäse.

Unser Heißer Stein kam nun auch oft zum Einsatz. Wir bereiteten uns in dünne Scheiben geschnittenes Hühnerfilet und viel Gemüse darauf zu. Dazu gab es knackigen Salat, danach Melone, Pfirsiche, Weintrauben.

Nach dem Sport trank ich meine Buttermilch und aß ein Nutella-Brot dazu. Manchmal auch zwei.

Oder Haferflocken mit Milch und Honig, mir schmeckt das.

Radfahren und Laufen machen es möglich. Man kann, wenn man sich beim Sport anstrengt, nicht nur von Magertopfen und Magerhüttenkäse leben. Zu den Belohnungen zählte auch eine Rippe Trüffelschokolade.

Ich begann mit einem noch umfangreicheren Krafttraining für Langstreckenläufer. Allerdings mutete ich mir zunächst nur zwei statt drei Durchgänge zu.

Auf einem größeren Griller versuchten wir es mit einer Forelle. Das Experiment gelang. Ribs and Wings aß ich auch, allerdings in einem Lokal, dazu Eisbergsalat und Tsatziki.

Bei einer langen Radtour besichtigten wir ein Freilichtmuseum mit alten Ausgrabungen.

Meine Freundin schenkte mir Radhandschuhe und ein neues Lichtset, meines hatte den Geist aufgegeben. Als wir mal spät unterwegs waren, blieben wir lange stehen, um die Sterne zu betrachten. Ich sah auch eine Sternschnuppe und wünschte mir – das bleibt geheim!

Ich holte mir eine App auf das Smartphone, mit der man den Nachthimmel erklärt bekommt. Sie zeigt die Namen der Sterne an, die man sieht, wenn man das Gerät über den Kopf hält.

Wenn man den nächtlichen Himmel bewundert, bekommt man ein Gefühl für das Große und Ganze. Die eigene Wichtigkeit nimmt ab.

Zurück auf die Erde. Ab und zu legte ich mir ein Schweins-Steak in die Pfanne. Auch der Griller wurde mit dem ein oder anderen Steak, dieser und jener Knackwurst und nach wie vor mit viel Gemüse bestückt. Ein Ramazotti als Aperitif vergrößerte den Appetit, ein Espresso nach dem Essen war das Tüpfelchen auf dem i.

Mein Mittagessen an einem Wochenendausflug in die Berge bestand aus einer Leberknödelsuppe und einem saftigen Steak. Der Abend klang aus bei Pizza mit Tomaten, einer halber Knackwurst und Bergkäse, dazu zwei Weißwein gespritzt. Deftiges, wie zum Beispiel auch gebratene Knackwurst mit Zwiebel und Ei, gehören für mich nun mal zum Bergwandern dazu. Ich kann auch Tomatensaft zu so etwas trinken.

Ich hatte das Bedürfnis, noch mehr Ordnung in mein Leben zu bringen. Zuerst suchte ich alle alten Kalender und Notizbücher zusammen und legte sie griffbereit in eine Schachtel. Dann kam mir die Idee, nach meinen Vorfahren mütterlicherseits und väterlicherseits zu forschen. Ich möchte eine kleine Fotobiografie über das Leben meiner Vorfahren zusammenstellen.

Ich sortierte die Unterlagen zu meinen Ausbildungen. Es galt zu überlegen, was ich aufheben wollte und was wirklich nicht mehr von Interesse war. Von letzteren Papierbergen wollte ich mich trennen. Alles sollte durchgesehen und dezimiert werden. Wozu alles horten? Platz für Neues schaffen!

Meine Freundin und ich schmiedeten Pläne für die Zukunft. Wir träumten davon, Reisen zu Orten, an denen wir noch nie gewesen waren, zu unternehmen.

Die neue Laufgymnastik absolvierte ich regelmäßig. Ebenso regelmäßig fuhren wir zum Grillen und genossen Forellen, Knackwürste, Kartoffeln, Tomaten, gegrillte Paprika mit Rotwein.

Vor dem Grillen setzten wir uns ins Schlauchboot und ruderten einen stillen Seitenarm des Flusses entlang. Meistens ruderte ich.

Immer mehr wurde mir klar, dass ich erst herausfinden musste, was das Eigentliche war, das ich tun wollte.

Auf einem Ausflug mit Wanderung zum Berggipfel fanden wir viele Edelweißblumen. Oben holte ich aus dem Rucksack: eine Makrelendose, zu Hause gepressten Gemüsesaft und Brot. Später kehrten wir ein und genehmigten uns einen weißen Sturm.

Am nächsten Tag fuhren wir eine sehr lange Radtour. Auf der Rückfahrt bekam ich leider ein Loch in den Schlauch und musste mit der Bahn weiterfahren.

Ich gab das Rad zum Service und ließ auch gleich neue Bremsen montieren.

Abends grillten wir Fisch mit Gemüse und Maiskolben. Wir blieben sehr lange an dem zum Schluss leeren und stillen Grillplatz, sahen der Glut zu und freuten uns über die klare Sicht auf den Nachthimmel mit seinen vielen Sternen.

Nun betrug meine Laufdauer schon 34 Minuten. Damals kam mir das sehr lange vor. Ich trainierte bereits für zehn Kilometer.

Jeden zweiten Tag war Pause. Diese Pausen und auch das Ausschlafen sind erforderlich, damit Körper und Geist das Training verarbeiten können.

Nach einigen Tagen probierte ich den ersten 40 Minuten langen Lauf. Zum ersten Mal hatte ich den Trinkrucksack mit dabei.

Zwei Wochen später waren es 60 Minuten.

Zwischendurch unternahmen wir zwei längere Wanderungen und fuhren Schlauchboot. Im Herbst kann man schön wandern und beim Schwimmen hilft kühleres

Wasser besonders bei der Fettverbrennung, da die Erhaltung der Körpertemperatur viele Kalorien verbraucht.

Und schon lief ich 70 Minuten lang. Das waren selbst bei meinem gemächlichen Tempo schon über zehn Kilometer. Danach entspannte ich mich im Thermalbad.

Beim nächsten Mal wollte ich die zehn Kilometer so schnell wie möglich laufen. Ich nahm mir vor, mich in jedem Fall über meine persönliche Bestzeit zu freuen, auch wenn ich gerne viel schneller wäre.

Wenn die Waage eine Weile stillsteht, ist das schon in Ordnung so.

Ich wog mich jetzt seltener, manchmal nur alle zwei Wochen.

Während ich schlank wurde, übte ich folgende Sportarten aus: Laufen, Radfahren, Wandern, Nordic Walking, schnelles Gehen mit MBT-Schuhen, falls man das als Sport bezeichnen darf, Schwimmen, Skifahren, Gymnastik, Hantelheben, Drücken von Fingerklammern, Springen auf dem Minitrampolin, Tube-Ziehen, Expander-Ziehen, Wasserballspielen und Federballspielen. Mit Letzterem hatte ja alles begonnen. Ich erlernte auch das Bouldern an Felsen und künstlichen Wänden sowie Klettern am Seil und auf Klettersteigen.

Die Wochen vergingen. Der Winter stand vor der Tür. Im Winter muss man die Gesichtshaut schützen, wenn man längere Zeit in der Kälte ist, damit keine Erfrierungen entstehen. Dafür gibt es sogenannte Coldcreams, die jedoch meistens viel kosten, wie ich feststellte. Eine preiswerte Coldcream ist jedoch ganz einfach reine Vaseline, die ich im Drogeriemarkt kaufte.

Beim Laufen im Winter ist es wichtig, Schuhe mit mehr Profil zu benutzen, um nicht auszurutschen. Natürlich muss man gut schauen, wohin man tritt.

Ein netter Spaß war das Eislaufen. Ich war erstaunt, wie viele Kilometer da zusammenkamen, als ich das erste Ergebnis im Runkeeper las. Danach aßen wir sehr viele Nudeln mit Pilzen. Kein Wunder, dass die Waage stillsteht.

Zur Erholung bade ich gerne mit Arnikazusatz oder begebe mich eine halbe Stunde in die Infrarotkabine, die wir uns geleistet haben. Wenn ich das Gefühl habe, sie könnten es brauchen, reibe ich die Beinmuskeln mit Franzbranntwein oder Perskindol-Lotion ein.

Nun wollte ich mich noch seltener abwägen. Ich war auf dem richtigen Weg und vertraute meinem Körper.

An einem kühlen Wochenende nahm ich an einem kleinen Volkslauf teil. Die Strecke ging über fünf Kilometer. Ich gab mein Bestes. Und so gewann ich den Lauf in meiner Altersklasse!

Ich konnte es kaum glauben. Damit hatte ich nicht gerechnet. Nur meine Freundin war noch mehr überrascht als ich.

Als ich einige Tage später auf die Alles Analysierende Frau Professor Waage stieg, zeigte sie mir an, was ich ohnehin wusste. Mein sogenanntes Stoffwechselalter war schon wieder gesunken. Ich war jetzt halb so alt wie damals, als ich den ersten Schritt

gesetzt   hatte.   Seither   habe   ich   zu   einem
bewegungsreichen und viel cooleren Leben gefunden.

2 – Das Essen

In der Zeit meines Abnehmens schrieb ich alles auf, was ich gegessen habe, und zwar gleich danach. Denn bereits eine Stunde später hätte ich es vergessen gehabt.

Was habe ich gegessen während der Gewichtsabnahme?
Vieles habe ich bereits weiter oben genannt. Auf alle Fälle mag ich Gemüse. Besonders gut schmeckt mir Karotten-Zucchini-Gemüse mit Reibkäse.

Aber jeder Mensch hat seine eigenen Vorlieben.

Wassermelone könnte ich immer essen, wenn sie reif ist und beim Aufschneiden rot leuchtet.
Es gab bei mir sehr viel mageren Hüttenkäse auf selbst gebackenem Brot.
Buttermilch, Magerjoghurt, frische Früchte der Saison, Mandeln, Haselnüsse.
Mineralwasser und Kräutertee.

Ich aß nur, wenn ich wirklich hungrig war, und nur das, worauf ich Lust hatte.
Ich genieße mein Essen, so einfach die Speise auch sein mag und ich nehme mir Zeit dafür.
Wenn ich satt bin, höre ich auf, egal ob noch etwas am Teller ist.

Manchmal wollte ich essen, obwohl ich eigentlich satt sein musste. Es kam selten vor aber doch. In solchen Notfällen löffelte ich eine Packung Magertopfen oder Magerhüttenkäse oder ich kochte eine klare Suppe und quirlte ein Ei hinein. Oder ich nahm mir eine Handvoll Nüsse zu einem Achtel Rotwein. Oder kochte mir ein Ei hart, das ich dann mit Salz verspeiste. Das Notprogramm half immer.

Was ich getrunken habe beim Abnehmen:
Ich habe mir vieles stark verdünnt und mache das bis heute so. Orangensaft nur in der Menge eines Sirups ins Wasser oder Mineralwasser gegeben. Kaffee: stark verdünnt. Wein: im Verhältnis ¼ zu ¾ mit Mineralwasser aufgespritzt. Zu Mittag jedenfalls, abends darf er auch pur sein.

Hier eine Aufzählung meiner bevorzugten Lebensmittel und Speisen:
Tomaten, Paprika, Radieschen, Avocado, Tsatziki (mit Magerjoghurt und viel Knoblauch zubereitet), Spargel, Karotten, Kohlrabi, Gurke, Zucchini, Erbsen, Champignons, Eierschwammerl (Pfifferlinge), Rucola, Kartoffel-Vogerl-Salat, Sauerkraut, Schnittlauch, Knoblauch, Zwiebel, Petersilie, Rosmarin, Basilikum, Oregano, Ingwerwurzeln, die kann man für alles Mögliche verwenden, Äpfel, Erdbeeren, Himbeeren, Tomatensaft, schwarzer Holundersaft, schwarzer Johannisbeersaft, Sojamilch, Buttermilch, Vollkornbrot, Vollkornnudeln, Müsli (ohne Zuckerzusatz), Haferflocken, Bio-Hühner-Ei, Weinkäse (fettarm), Ziegenkäse (wenig), Magertopfen, Hüttenkäse mager, Magerjoghurt, Guacamole, Rotkraut (tiefgekühlt), Dorschfilet ohne Panier, Fischsuppe, Hühnersuppe, Bohnensuppe, Tofu (natur oder geräuchert), Chicken Wings (selten), Backhuhnsalat (selten), magerer Schinken (selten), Schweinsripperl (sehr selten), Pesto für Nudeln oder als Brotaufstrich, Bier (wenig), Rotwein (nicht zu viel), Kletzenbrot, Walnüsse, Lebkuchen, Vollkornkekse, ruhig auch mal eine Feuerzangenbowle, Krapfen (selten), Glühwein (fallweise), dicke Suppen (als Hauptspeise), Schweinskotelett (selten), Früchtetee,

Steak, Milchreis, Heringssalat, Eierspeise mit Zwiebel, Maroniaufstrich aus dem Glas.

Wer einen Heißen Stein zu Hause hat, kann Huhn, Thunfischfilet, Kartoffelscheiben, Zucchinischeiben, Paprikastücke, Tomatenscheiben und vieles mehr darauf legen. Man braucht nur wenig Öl und Salz als Unterlage. Rosmarinzweige zu den Kartoffeln, Basilikumblätter zu den Tomaten geben. Gurken und grünen Blattsalat als Vorspeise essen.

Beim Italiener aß ich oft einen sehr großen, bunten Salat und trank ein Glas guten Rotweins dazu.
Viel Tee am Abend zu trinken half mir, mit wesentlich weniger Wein und Bier auszukommen als früher.

Wenn man richtig frittiert, kann man sich auch ab und zu frittierte Champignons gönnen.
Richtig zu frittieren bedeutet:
Betriebstemperatur maximal 170 bis 175 °C
Betriebsdauer pro Öl nur 5 Stunden
Rapsöl nehmen.
Erst nach dem Frittieren würzen und salzen.
Immer auf einem Stück Küchenrolle das Fett abtropfen lassen.
Nasse Lebensmittel abtrocknen vor dem Einlegen.
Tiefgekühltes kurz antauen und dann abtrocknen.
Lose Bröseln von Paniertem abschütteln vor dem Einlegen.

Die Menge des Frittiergutes sollte nicht mehr als ca. ein Zehntel des Frittierfettes betragen, um starke Temperaturschwankungen zu vermeiden.

Man sollte zur frittierten Speise eine genauso große Beilage an Gemüse oder Salat essen.

Pommes frites
Für Pommes frites nimmt man mehlig kochende, wasserarme Kartoffeln. Schneidet man die Pommes etwas dicker, nehmen sie weniger Fett auf.

Gebackene Champignons
Große Champignons in je 4 fingerdicke Scheiben schneiden.
Ei und Semmelbrösel auf einen Teller geben.
Champignons zuerst im Ei, dann in Semmelbrösel wenden.
Frittieren, anschließend gut mit Küchenpapier vom Öl befreien.

Apfelspalten
20 g Mehl
50 g Müsli
1 Prise Salz
2 Eier
125 ml Buttermilch
Etwas Mineralwasser
4 Äpfel, säuerliche
Rapsöl
Zimt und Zucker zum Bestreuen
Mehl, Müsli, Salz, Eier, Buttermilch und Mineralwasser gut vermischen.
Ca. 15 Minuten rasten lassen.
Äpfel waschen und in fingerdicke Spalten schneiden.
Die Apfelspalten durch den Teig ziehen.
Frittieren, noch heiß mit Zimtzucker bestreuen.

Meine Lieblingsrezepte, wenn ich viel Sport mache, sind:

Apfellaibchen
1/2 kg Äpfel
10 dkg Rosinen
10 dkg Nüsse
8 dkg Zucker
1 Teelöffel Zimt
40 ml Rum
1 Teelöffel Salz
Zusammenmischen und über Nacht stehen lassen.
Danach dazu mischen:
33 dkg Mehl
1 Packung Backpulver
Alles zusammen kneten, bis ein Teig entsteht.
Zu ca. 6 Laibchen formen, auf Backpapier und Backblech legen.
Das Backrohr vorheizen und bei 160 Grad ca 40-45 Minuten backen.

Sterz
20 dkg Dinkelmehl
20 dkg Weizenvollkornmehl
10 dkg glattes Weizenmehl
15-25 dkg Margarine
Staubzucker zum Bestreuen
Die Mehle vermischen.
Mit einem Teelöffel Salz würzen.
Mit ca. 1 l kochendem Wasser überbrühen.
In einer großen Pfanne Fett erhitzen.
Den Teig hineingeben.
Anrösten, bis er knusprig ist.
Mit Pfannenwendern wenden.

Die andere Seite ebenfalls anbraten lassen.

Wenn beide Seiten goldbräunlich sind:

Durch Zerstoßen zerkleinern wie einen Kaiserschmarrn.

Mit Staubzucker bestreuen.

Zum Sterz Apfelmus aus dem Glas essen.

Apfelkuchen in der Kastenform

1 Ei

400 g Äpfel

50 g Zucker

1 Vanillezucker

125 g Weizenmehl

1,5 gestrichene Löffel Backpulver

75 g Buttermilch

2 Teelöffel Rapsöl

Äpfel klein schneiden.

Das Ei schaumig rühren, Zucker und Vanillezucker einrühren.

Mehl, Buttermilch, Öl dazurühren.

Kastenform mit Rapsöl einpinseln.

Bei 160 Grad 20-25 Minuten backen.

Haferflocken-Topfen-Creme mit Obst

25 g Haferflocken

60 ml Wasser

60 g Topfen

1/2 EL Honig oder Zucker

100 g Obst, z. B. Erdbeeren – oder was gerade da ist

Die Haferflocken im Wasser 2 Minuten weichkochen.

Dann die weiteren Zutaten dazumischen.

Maroni

Ca. 20 Stück, sie sollten möglichst frisch sein, kreuzweise einschneiden.

Das Backrohr auf 180 Grad vorheizen.

Ein hitzefestes Schälchen Wasser hinein stellen.

Maroni 20 Minuten backen.

Wer Sport betreibt, sollte den Eiweißanteil in der Nahrung nach oben schrauben. Geeignete Speisen sind: Tofu, Fisch, Huhn sowie pflanzliche Einweißquellen.

Direkt nach dem Training kann man die Regeneration fördern durch Getränke und Speisen, die kohlenhydrat- und eiweißreich und leicht verdaulich sein sollen: Fruchtsäfte, Buttermilch, Sojamilch, Weißbrot, Zucker, Donut, Datteln, Croissant.

Gute Fette für Sportler sind enthalten in: Avocado, Rapsöl, Lachs, Thunfisch, Makrele, Huhn, fettarmem Schwein, Nüssen, Oliven, Olivenöl.

Koffein steigert die sportliche Leistung.

Ein Glas Tomatensaft oder frisch gepresster Orangensaft sind immer passend.

Sportler sollten mehr davon essen: Brot, Brot mit Käse, Nudeln, Reis, Kartoffeln, mit Tomatensoße oder mit Pilzen, Kartoffel mit Topfen, Müsli mit Joghurt, Polenta, Kochsalat, Semmelknödel, Bohnen, frische Früchte. Haferflocken, Rosinen.

Wichtig: dicke Brotscheibe, dünner Belag!

Es zahlt sich aus, sich eine Brotbackmaschine zuzulegen. Für diese gibt es viele Rezepte für Vollkornbrote. Aber auch Weißbrot zu essen kann nützlich sein, da es viel schneller verdaut wird als schwere Brote.

Sparsam mit dem Fett!

Gelegentlich ging ich ohne Abendessen und ohne ein Glas Wein ins Bett, doch das kam sehr selten vor. Schließlich bedeutet das wenig Vergnügen für mich.

Brombeeren, Himbeeren, Heidelbeeren, frische Ananas und Magermilch mixen. Das erfrischt!

Auf alle Fälle esse ich jeden Tag zwei Äpfel. Erstens, weil sie mir schmecken und zweitens, weil ich an ihre gesundheitsfördernden Wirkstoffe glaube.

3 – Der Sport

Ich habe in meinem Sport-Tagebuch durchgehend dokumentiert, wie weit und wie lange ich mich bewegt habe. Es gibt hilfreiche Applikationen für das Mobiltelefon dafür, ich verwende das Programm Runkeeper.

Wenn ich, anstatt mit dem Bus zu fahren, ein paar Stationen zu Fuß ging zur U-Bahn-Station, wurde der Runkeeper gestartet und ich konnte danach ablesen, dass es zwei Kilometer waren.

Die Kilometer sammelten sich, ob sie vom Nordic Walking, Radfahren, Wandern oder Spazierengehen kamen. Am meisten kam natürlich beim Radfahren zusammen.

Als ich mit dem äußerst langsamen Laufen begann, kam ich gehörig ins Schwitzen. Schließlich wog ich viel zu viel für einen Läufer.

Außerdem genierte ich mich ziemlich, wenn ich überholt wurde von richtigen Läufern. Diese berührten nur kurz den Boden mit ihren schnellen Beinen. Ich lief völlig anders. Das war mir ziemlich peinlich.

Doch ein Wunder passierte. Dieses unangenehme Gefühl nahm von Tag zu Tag ab. Ich schaute schließlich interessiert hin, wie die es schafften, so flott zu laufen.
Das kann ich auch irgendwann, war schließlich der Gedanke, der hochkam.

Meine Freundin schenkte mir einen Trinkrucksack. Sie meinte, ich müsse viel trinken während des Laufens, da ich immer so viel schwitze.

Da ich damals erst wenige Minuten lang lief, legte ich den schnittigen Rucksack erst einmal beiseite. Man kann es auch übertreiben.

Mit welcher Sportart man beginnt, ergibt sich von selbst. Manche Menschen haben Lust, möglichst viele verschiedene Sportarten auszuüben.

Es hilft, zu Beginn so zu tun, als ob man schon schlank wäre.

Klimmzüge machen? Kein Problem. Mit etwas zu viel auf den Rippen schafft man halt nur einen Klimmzug.

Oder einen Liegestütz.

Ein Mal Irgendetwas, sei es auch noch so eine kleine Übung.

Jedes Mal, wenn ich dachte, ich sollte etwas tun, machte ich gleich eine Kleinigkeit. Zehn Hüpfer auf dem Zimmer-Trampolin zum Beispiel.

Ein Mini-Trampolin hat überall Platz. Man kann es an die Wand lehnen, wenn man es gerade nicht braucht.

Mit der Zeit fällt der Sport immer leichter.

Wenn es gerade Winter ist und Sie Skifahren gehen, während Sie die ersten paar Kilos verlieren, werden Sie sehen, wie jeder Schwung einfacher wird, weil weniger Gewicht auf die Knie drückt.

Wenn es Sommer ist, merken Sie es beim Walken, Laufen oder Wandern.

Sparen Sie nicht an der Ausrüstung. Legen Sie sich ruhig neue Sachen zu.

Ich empfand große Lust beim Kaufen von Sportausrüstung. Allein der Aufenthalt in den Sportgeschäften machte schon Spaß, weil man sich aktiv fühlt durch das Ansehen der vielen Geräte, die man alle benutzen könnte. Funktionelle, attraktive Sportkleidung fördert auch die Freude bei der Bewegung.

Es empfiehlt sich, ab und zu einen steilen Bergweg hinaufgehen, sodass man tüchtig ins Schnaufen kommt. Das ist anstrengend, und man hat nachher das Gefühl, etwas geleistet zu haben.

Radfahren

Radfahren ist eine Sportart, mit der man auf angenehme Weise überschüssiges Fett abbauen kann.

Für die Radtouren empfehle ich, die Routen abwechslungsreich zu gestalten. Mal mit Picknick, mal mit einem guten Lokal als Ziel. Mal mit einem spannenden Buch, in dem man am Umkehrpunkt liest. Oft gibt es auch interessante Beobachtungen unterwegs. Ich sah zum Beispiel Schwäne, Gänse und Enten mit ihren Jungen dabei, Frösche und große Schiffe in der Schleuse. Mal fährt man schnell, mal langsam.

Vorsicht bei längeren Ausflügen: Den Wetterbericht studieren. Immer wieder gibt es leider vom Blitz erschlagene Sportler.

An einem Wochenende unternahmen wir eine längere Radtour. Wir fuhren mit dem Zug in einen anderen Ort und 78 km mit dem Rad retour. Vorher aßen wir natürlich gut zu Mittag. Ich fand es ganz schön weit.

Nicht vergessen, das Rad zuerst fit zu machen!

Nordic Walking

Die Stocklänge sollte unbedingt zur Körpergröße passend gewählt werden. Der Stock soll so lang sein, dass der Winkel im Ellbogen etwa 90 Grad beträgt.

Die Grundlage des Nordic Walkings ist eine gute Walking-Technik. Generell werden die Stöcke eng am Körper geführt. Das Becken ist leicht nach vorne gekippt, die Körperhaltung ist gespannt mit leichter Vorlage. Zuerst setzt man die Ferse auf den Boden, dann drückt man sich mit den Zehen und Zehenballen vom Untergrund ab. Arme und Beine schwingen abwechselnd vor und zurück. Der hintere Arm wird während des Stockeinsatzes nach hinten ausgestreckt und die Hand leicht geöffnet. Der Stockeinsatz des vorderen Arms und der Abstoß mit dem hinteren Fuß finden fast zeitgleich statt.

Nordic Walking verbraucht mehr Kalorien als normales Gehen. Es lindert Verspannungen im Nacken- und Schulterbereich. Es schont die Kniegelenke.

Immer wieder wählte ich Nordic Walking als Abwechslung zum Lauftraining.

Laufen

Laufen unterscheidet sich vom Gehen dadurch, dass für kurze Zeit keiner der beiden Füße den Boden berührt. Klingt einfach, oder? Und nun zu den Details.

Beim Laufen den Rücken gerade halten. Dabei sind die Schultern entspannt. Die Arme bewegen sich seitlich mit. Schauen Sie beim Laufen immer dort hin, wo das Ziel ist. Atmen Sie ganz nach Bedarf und nicht nach einem vorgeschriebenen Muster.

Wer noch nie gelaufen ist, kann es mit einer Minute Laufen versuchen.

Nach dem Laufen gehen Sie in einem angenehmen Tempo weiter.

Sie können auch auf dem Minitrampolin laufen und die Knie dabei heben oder die Fersen ans Gesäß schlagen.

Oder Sie laufen eine Treppe hinauf und gehen langsam wieder hinunter.

Alles so lange machen, wie es Spaß macht.

Lassen Sie sich Laufschuhe anpassen, in denen sich Ihr Fuß wohlfühlt. Spezielle Hüftgurte, die das Mobiltelefon, Schlüssel und eine Trinkflasche aufnehmen können, sollte man sich genau ansehen. Sie müssen straff sitzen, sodass alles möglichst eng am Körper getragen wird und nicht bei jedem Schritt auf und ab hüpfen kann.

Ich strebte zunächst einmal an, eine halbe Stunde durchgehend laufen zu können. Gerne höre ich beim Laufen rhythmische Musik.

Sich vor dem Lauf aufzuwärmen durch langsames Einlaufen, sowie das sehr langsame Auslaufen nach einem schnelleren Lauf, hilft, Überlastungen zu vermeiden.

Auf keinen Fall sollte man weiterlaufen, wenn irgend etwas weh tut, das Knie, der Knöchel, die Hüfte etc., sondern zuerst den Schmerz durch den Arzt abklären lassen.

Ein zusätzliches Muskeltraining derjenigen Muskeln, die beim Laufen wenig gebraucht werden, ist ebenfalls sehr nützlich.

Im Sommer sollte man sich vor allem vor der Sonne schützen und dabei wegen der Überhitzungsgefahrt so wenig wie möglich anziehen. Im Hochsommer sollte man ohnehin möglichst am Morgen oder am Abend laufen, wenn es nicht so heiß ist.

Unbedingt wichtig ist, sich zwischen den Läufen Erholung zu gönnen. Wichtig ist auch, genügend zu trinken, wenn man viel schwitzt. Für eine optimale Regeneration braucht ein Läufer viel Schlaf.

Ich laufe nur, wenn ich dazu Lust habe. Aber die habe ich meistens, denn mir macht das Laufen einfach Spaß.

Ich meine, entweder man hat Spaß an einer Sportart oder man sucht sich besser eine andere.

Die innere Einstellung beeinflusst sportliche Leistungen sehr. Es geht aber nicht nur um die Leistung, sondern es ist vor allem zu Beginn wichtig, nicht zu ehrgeizig zu sein und sich zu viel abzuverlangen.

Kraulen
Der Kopf befindet sich nur dann über Wasser, wenn der Schwimmer Luft holen muss. Dazu wird der Kopf seitlich aus dem Wasser gedreht, ausgeatmet wird im Wasser.

Die Arme schwingen nahe am Körper. Dadurch, dass immer abwechselnd ein Arm durch das Wasser gezogen wird, entsteht in Verbindung mit dem Beinschlag eine flüssige Bewegung.

Das Kraulen sieht bei Könnern simpel aus. Doch wer es als Anfänger versucht, wird feststellen, dass es überhaupt nicht einfach ist.

Wichtig ist, richtig im Wasser zu liegen. Dabei darf das Becken nicht zu tief sein. Hängen die Beine herunter, so schwimmt man zu langsam.

Die Beine sind gestreckt und werden aus der Hüfte heraus auf und ab bewegt.

Zur Beinbewegung kommt die Armbewegung. Dabei taucht man zuerst die Hand ins Wasser und danach den ganzen Arm. Den Arm, der sich unter Wasser befindet, zieht man kräftig nach hinten. Dann schwingt man den Arm über Wasser wieder nach vorne.

Richtig zu kraulen erlernt man am besten in einem Schwimmkurs.

Wandern

Über Wanderziele und Routen kann man sich heutzutage auf zahlreichen guten Tourenportalen informieren.

Im Hochsommer wandert man lieber durch dichten Wald und schattige Schluchten, im Herbst sind südseitig gelegene Wege zum Aufstieg geeignet.

Eine Führung durch eine Höhle oder eine Burg bringt einen Hauch von Abenteuer in die Wandertour. Oder man wandert zum Ursprung einer Quelle.

Bei allen Wanderungen, insbesondere bei Grat- und Gipfelwanderungen ist die Wetterprognose zu beachten und vor allem ist auf die Gewittergefahr zu achten. Gletscherwanderungen sollte man nur mit Bergführer angehen. Im Bereich von Wasserfällen besonders vorsichtig sein, die Felsen sind dort sehr rutschig.

Klettern
Als ich in der Bergsportabteilung die Kletterseile sah, fragte ich mich: Warum nicht auch mal diese Sportart probieren? Ich informierte mich, was man denn alles dazu brauche. Der Verkäufer empfahl mir, als Allererstes einen Kurs bei einem alpinen Verein zu buchen. Die Ausrüstung könne man sich dort vorerst einmal ausborgen. Danach solle ich wiederkommen und meine eigene Ausrüstung kaufen.

Richtig zu klettern lernt man nur unter fachkundiger Anleitung.

Geklettert werden kann auch auf versicherten Klettersteigen, wofür man ein Klettersteigset benötigt. Das sogenannte Freiklettern ist Klettern mit Seilsicherung durch einen Partner. Beides sollte man in einem Kurs kennenlernen und gut üben, bevor man eigene Touren wagt.

Nicht nur das eigene Leben, sondern auch das des Kletterpartners liegt dabei in Ihren Händen. Umsichtiges, rationales Verhalten ist bei allem Spaß, den diese Sportart mit sich bringt, höchste Pflicht.

Beim Kaufen der Ausrüstung muss man auf die Qualität achten. Man benutze nur normgerechte Ausrüstung und studiere sorgfältig die Gebrauchshinweise.

Es ist erforderlich, sich mit jedem Detail der Ausrüstung vertraut zu machen. Dies geschieht am besten im Kurs und dann auch zu Hause. Der Kletterhelm schützt vor Kopfverletzungen bei Stürzen und Steinschlag.

Auch vor dem Klettern sollte man sich aufwärmen durch leichte Gymnastik, um Gelenke, Sehnen und Muskeln zu schonen.

Anfangs eignet sich ein Klettergarten am besten zum Üben. Es gibt dort viele verschiedene kurze Routen und weniger alpine Gefahren als auf einem richtigen Berg.

Bouldern
Das ist Klettern an Felsen oder künstlichen Kletterwänden in Absprunghöhe, sodass man keine Seilsicherung braucht. Auch hierfür gibt es Anfängerkurse. Es ist auf einen sicheren Absprungbereich zu achten.

Ski fahren
Im Winter wollte ich auf keinen Fall wieder Speck ansetzen. Bei gutem Winterwetter, wenn es nicht allzu kalt ist, macht mir das Skifahren sehr viel Spaß.

Wer unsicher fährt, sollte sich immer vor Augen halten, dass er in jeder Situation wirklich sicher bremsen und ausweichen kann. Er muss dementsprechend langsam fahren. Verbesserungen des Fahrkönnens sind immer möglich. Wer keinen Skiunterricht nehmen will, weil er lieber frei fährt, kann sich mithilfe von Büchern und durch Zuschauen vieles aneignen.

Die Bindung sollte auf das aktuelle Körpergewicht eingestellt sein. Kaufen Sie sich sportliche, gut sitzend Skischuhe. Funktionelle Skiunterwäsche ist teuer aber macht sich bezahlt.

Zu Beginn eines Skitages sollten Sie eine leichte lockere Abfahrt wählen. Immer mit Helm fahren!

Eislaufen
Damit lassen sich viele Kilometer machen, zum Beispiel zwanzig, während man erst acht Kilometer am Stück laufen kann!

Hometraining
Zusätzlich zu den Sportarten, die man im Freien ausüben kann, empfiehlt es sich, zu Hause regelmäßig zu trainieren.

Dabei sollte man auf sein Gefühl achten:

Was macht mir Spaß?

Wo habe ich Schwachstellen, sind zum Beispiel die Muskeln der Oberarme zu wenig entwickelt?

Habe ich Rückenschmerzen?

Dementsprechend trainiert man.

Eine zusammenrollbare Turnmatte, Hanteln und ein Minitrampolin kann jeder gebrauchen. Das Tube kann man leicht auf Reisen mitnehmen.

Gymnastik hilft auch, die Haut zu straffen. Massieren Sie in der Abnehmphase Olivenöl ein, es macht die Haut elastischer.

Die folgenden Übungen kann man wiederholen, so oft man will:

Übungen auf dem Trampolin
Beim Laufen auf dem Trampolin jeweils ein Bein nach hinten in Richtung Gesäß anheben.

Hüpfen und dabei die Arme abwechselnd über den Kopf oder zur Seite strecken. Dabei landen die Beine einmal geschlossen, einmal auseinander. Sieht lustig aus, ist aber anstrengend.

Auf nur einem Bein springen. Dann auf dem anderen.

Mit beiden Beinen gleichzeitig vom Boden auf das Trampolin rauf und wieder runter hüpfen.

Aus der Hocke mit nach oben gestreckten Armen hoch hüpfen.

Übungen auf der Turnmatte
Auf die Seite legen, das untere Bein anwinkeln, das obere Bein bis zum 45-Grad-Winkel anheben. Dabei den oberen Arm vor dem Bauch auf den Boden stützen.

Auf den Rücken legen und nur den Schultergürtel anheben.

Sie auf die Knie begeben und mit den Händen vorne aufstützen. Dann den linken Arm nach vorne, gleichzeitig das rechte Bein nach hinten strecken, abwechselnd links und rechts.

Übungen auf dem Boden
Fußgelenksarbeit: Einen Fuß flach auf den Boden stellen, den anderen nach vorne bringen und nur mit der Zehenspitze auf den Boden tippen. Dann kommt der andere Fuß dran.

Auf einem Bein stehen, das andere heben, angewinkelt, sodass der Oberschenkel parallel zum Boden verläuft. Solange man will. Man kann das Bein auch zur Seite strecken.

Nur auf den Zehenspitzen oder nur auf den Fersen stehen.

Ausfallschritte machen.

Kniebeugen machen.

Übung mit einem Stuhl
Abwechselnd mit einem Bein auf den Stuhl, der sicher auf dem Boden steht, steigen.

Übungen mit dem Gymnastikball
Auf dem Ball sitzen, damit übt man schon einmal, das Gleichgewicht zu halten.

Mit dem Rücken auf dem Ball liegen, die Beine und Arme berühren dabei den Boden. Sie etwas zu spreizen erleichtert, das Gleichgewicht zu halten. Dabei werden die Muskeln der Vorderseite des Körpers gut gedehnt.

Atmung
Während Sie Sport betreiben, atmen Sie schneller, weil Sie mehr Sauerstoff benötigen. Das ist in Ordnung so. Schnaufen Sie nach Bedarf und denken Sie nicht weiter an Ihren Atem. Ihr Körper weiß selbst, wie viel und wie schnell er die Luft einsaugen muss.

Regeneration
Nach sportlichen Belastungen sollten Sie sobald wie möglich trinken und essen. Nach dem Training braucht der Körper die Nahrung, um verschiedene Stoffe wieder dort einzubauen, wo sie durch den Sport verbraucht worden sind. So füllen sich die Speicher bald wieder und Ihre Leistungsfähigkeit bleibt erhalten.

Essen Sie am besten das, worauf Sie Lust haben. Vielleicht ein Müsli mit Milch oder ein Joghurt, Brot mit Käse, Nudeln mit Sugo, Erdnüsse, Datteln.

Ich trinke sehr gerne Buttermilch nach dem Training und esse einige Kekse dazu.

Gute Fette sind in Nüssen, Oliven, fettreichem Fisch und pflanzlichen Ölen enthalten. Gute Proteine befinden sich im Geflügel, Fisch, in der Buttermilch und in Sojaprodukten.

Snacks, die ich empfehle: Trockenobst, Nüsse, Studentenfutter, Müsliriegel, Fruchtschnitten,

Magertopfen, Soja-Süßspeise, Milchreis, Gemüsesaft, Tomatensaft

Übrigens können Sie zu einer besseren sportlichen Leistung beitragen, wenn Sie die Speicher vor Ihrem Ausdauersport ausreichend füllen. Das sollten Sie in den Tagen vor einer größeren Anstrengung auch tun.

Während einer längeren Belastung können Sie versuchen, schnell verwertbare Nahrung zu sich zu nehmen. Es gibt geeignete isotonische Getränke und energiereiche Gels dafür. Fragen Sie in Ihrem Sportgeschäft danach. Wenn Sie sich optimal versorgen, wird Ihnen die sportliche Tätigkeit viel leichter fallen.

Nach dem Training können Sie Ihre Muskeln mit Franzbranntwein massieren, das ist angenehm.

Pulsuhr

Eine moderne Pulsuhr mit Brustgurt zu kaufen, zahlt sich aus. Sie misst die Pulszahl, das ist die Herzfrequenz, bei all Ihren Anstrengungen. Sie können während des Sitzens, Liegens, Gehens und während des Trainingsablaufs die Pulszahl messen.

Die Ruhepulszahl ist die Pulszahl vor Trainingsbeginn. Die Ruhepulszahl ist niedriger als die Pulszahl bei Bewegung.

Beginnen Sie Ihr Training mit dem Aufwärmen. Indem Sie zum Beispiel etwas schneller gehen. Die Pulszahl sollte während des Aufwärmens langsam steigen. Es ist gefährlich, wenn die Pulszahl zu schnell ansteigt. Also beginnen Sie langsam. Etwa fünf bis zehn Minuten lang wärmen Sie sich auf.

Jeder Mensch hat eine maximale Herzfrequenz, die sich im Laufe seines Lebens im Allgemeinen verringert. Die maximale Herzfrequenz können Sie bei einer sportärztlichen Untersuchung feststellen lassen. Sie hängt von Alter und Kondition ab.

Wenn Sie trainieren, sollte Ihre Pulszahl im Bereich von 70 bis 80 % der maximalen Herzfrequenz liegen. Bei zu geringer Anstrengung bleibt der Trainingseffekt aus. Gleich am Ende des Trainings lesen Sie wieder die Pulszahl ab. Dann wieder nach 3 Minuten. Wenn die Pulszahl 3 Minuten nach dem Ende des Trainings nicht deutlich niedriger ist, war das Training zu anstrengend. Wenn Sie regelmäßig trainieren, wird der Puls nach dem Training schneller sinken.

Übertraining

Es zeigt sich durch Müdigkeit und Gereiztheit im leichtesten Fall. Wenn man zu viel trainiert hat, fühlen sich die Muskeln schlapp an. Im schlimmsten Fall wird man krank. Auch Appetitlosigkeit und Lustlosigkeit können Anzeichen von Übertraining sein.

Das beste Mittel bei Verdacht auf Übertraining ist, mit dem Training eine Woche zu pausieren. Man sollte mehr schlafen und sich Ruhe gönnen. Regenerative Pausen sind sehr wichtig.

Ernährung bei sportlicher Aktivität

Die Freude am Sport ist größer, wenn der Körper das zu essen bekommt, was er braucht. Durch die richtige Nahrung steigt die Motivation, weiterzumachen, weil der Körper schneller wieder frisch und ausgeruht ist.

Neue Ziele

Irgendwann hat man Lust, sich anspruchsvollere Ziele zu setzen. Den Gipfel eines Dreitausenders zu erwandern oder vielleicht an einem Volkslauf teilnehmen. Aber übertreiben Sie es nicht mit dem sportlichen Ehrgeiz und bereiten Sie sich gut auf etwas vor, das Sie herausfordert.

4 – Die Gedanken

Zu Beginn meiner Gewichtsabnahme habe ich früher Erlebtes, bereits lang Vergangenes, das mich aber immer noch hin und wieder belastet hat, aufgeschrieben. So entlastete ich mich auch seelisch. Ich habe Altes losgelassen, um Energie für die Weiterentwicklung und Raum für Neues zu schaffen.

Ich habe viele Bücher gelesen, die mich interessiert haben. Ich habe meinem Geist Nahrung geboten. Das Lesen brachte mich dazu, viel nachzudenken, tiefer nachzudenken oder auch den Geist umherschweifen zu lassen.

Das war auch mit mehr Schlaf verbunden. Und ein kurzes Nickerchen tagsüber macht frisch und verbessert die Kreativität.

Während des Sports habe ich mir bildlich vorgestellt, vor allem zu Beginn, wie die Fettzellen wegschmelzen.
Ich sagte zu meinem Körper zum Beispiel:
Hier, nimm dir noch diese Bauchfettzellen und verbrenn sie, wir radeln noch eine Weile und so hast du wieder Kraft.

Was das Gewicht anbelangt, so habe ich anfangs täglich aufgeschrieben, wie viel ich wog und ein wöchentliches Zwischenziel ins Auge gefasst. Manchmal hat es etwas länger gedauert, aber jedes Zwischenziel habe ich erreicht. Wichtig ist, sich sofort das nächste Ziel zu setzen, wenn man es geschafft hat.

Die vielen kleinen positiven Erlebnisse beim Erreichen der Zwischenziele stärken das Selbstvertrauen und geben noch mehr Vertrauen, dass auch das nächste Ziel erreichbar ist.

Während man sich in der Natur bewegt, beobachtet man Vieles, das einem zu Hause entgeht. Zum Beispiel sind junge Schwäne grau, wachsen schnell, haben aber lange keine Flügel.

Ich entwickelte ganz allgemein mehr Interesse für die Vorgänge in der Natur um uns. Es gibt die Bücher Welcher Stein ist das? (Kosmos), Was blüht denn da? (Aichele), Bäume (Mosaik Verlag), den BLV-Naturführer, um nur einige zu nennen. Diese zog ich zurate, um mich, der ich ein Stadtmensch bin, weiterzubilden.

Es beginnt alles mit den richtigen Gedanken. Wenn Sie etwas in Ihrem Leben ändern möchten, werden sie zuerst einmal darüber nachdenken. Je häufiger Sie daran denken, was Sie ändern möchten, umso eher werden Sie genaue Vorstellungen davon bekommen. Je mehr Sie sich auf das Thema konzentrieren, desto eher werden Sie einen Weg im Kopf vorzeichnen und die Veränderung in die Realität umsetzen, um schließlich danach zu handeln.

Besonders wichtig ist, dass Ihre Gedanken an die gewünschte Veränderung von intensiven Gefühlen begleitet sind. Die Gefühle sollten freudige und erwartungsvolle sein. Seien Sie neugierig, lächeln Sie. Mit guten Gefühlen werden Sie es leicht haben, Ihre Träume und Pläne zu verwirklichen. Seien Sie fasziniert von Ihrem schlanken Selbst, bewundern Sie es. Mit diesem Gefühl können Sie Berge versetzen. Beziehungsweise Fettberge loswerden.

Wenn Sie sich auf Ihr schlankes Selbst konzentrieren, werden Sie sich bereits wohlfühlen. Und das ist so enorm wichtig, denn dann fühlen Sie sich gut.

Machen Sie sich ein genaues Bild davon, wie Sie aussehen werden. Vielleicht gibt es Bilder von früher, wo sie noch schlank darauf sind. Aber inzwischen sind Sie älter geworden, das geht nicht anders, Sie werden nun, wenn Sie schlank sind, anders aussehen. Deshalb ist es besser, sich vorzustellen, wie Sie JETZT, wenn Sie bereits schlank wären, wirken. Diese Bilder von sich sollten Sie immer im Kopf haben.

Eventuell kaufen Sie sich bereits jetzt einige schöne Hemden, Blusen, Hosen etc., die Ihnen gut gefallen und demnächst passen sollen. In dieser Kleidung sehen Sie sich dann. Denken Sie so oft wie möglich an Ihrem neuen, schlanken Körper, perfekt gekleidet in den neuen Lieblingssachen.

Richten Sie Ihre Aufmerksamkeit auf das Vertrauen in Ihr Vorhaben, auf das Gute, das Glück und auf die Liebe zu sich selbst und zu anderen. Konzentrieren Sie sich auf Ihre liebenswerten Eigenschaften und die Ihrer Mitmenschen. Lassen Sie alles Bedrückende und Schwierige los.

Tun Sie so oft wie möglich, was Ihnen Freude bereitet.

Bedenken Sie, das Allerwichtigste ist, dass Sie sich gut fühlen. Dann werden Sie ganz von selbst an den Erfolg Ihres Planes glauben. Auf diese Einstellung kommt es an.

Strahlen Sie Freude aus! Und seien Sie ruhig jetzt schon dankbar dafür, dass Sie Ihr Optimalgewicht haben.

Jeder möchte schlank sein, viele von uns sind es nicht. Es geht bei den meisten Menschen unserer Gesellschaft darum, den Fettanteil ihres Körpers zu reduzieren und den Muskelanteil zu erhöhen. Auch bei Frauen.

Sehen Sie zu Beginn des Prozesses der Wahrheit ins Auge. Sie kommen nicht darum herum. Dies ist der zwar schmerzhafte aber notwendige Denkanstoß. Es ist ein aufrüttelndes Erlebnis, das Anlass zum Umdenken gibt. Ein Ereignis, das Sie dazu bewegt, die Verantwortung für sich zu übernehmen.

Danach gehen Sie so schnell wie möglich zum Wunschbild über. Dieses neue Bild, Ihr Ziel und nur dieses, haben Sie nun fest vor Augen. Dieses klare Bild gibt Ihnen die Kraft, die Sie nun brauchen, den Weg aus der Vergangenheit in die Zukunft zu finden und zu gehen.

Konzentrieren Sie sich ab jetzt auf das Schlanksein. Konzentrieren Sie sich auf das Ideal als eine bereits vorhandene Tatsache. Konzentrieren Sie sich ausschließlich auf Ihr erwünschtes Ziel. Sie werden es erreichen!

Der Mensch hat eine Kraft ins sich, die es ihm ermöglicht, sich in jene Richtung zu entwickeln, die er einschlagen will. Ich wiederhole: Zuerst kommt die Einsicht. Sehen Sie sich so, wie Sie heute sind. Stellen Sie sich der Wahrheit.

Dann sehen Sie sich so, wie Sie sein möchten. Natürlich werden Sie keine unmöglichen Ziele anstreben. Legen Sie fest, was Sie aus sich machen möchten. Dann erst können und werden Ihre Taten folgen. Sie sind dafür verantwortlich, niemand sonst. Sagen Sie sich:

Ich werde weitermachen, bis ich schlank bin. Ich vertraue meinem Weg.

Schenken Sie den Ratschlägen oder Vorschlägen derjenigen um Sie herum nicht zu viel Aufmerksamkeit: Glauben Sie nicht, dass irgendjemand besser wissen kann als Sie selbst, was richtig für Sie ist und was Sie möchten. Hören Sie zu, was andere zu sagen haben, aber treffen Sie immer Ihre eigenen Entscheidungen. Lassen Sie andere Leute nicht entscheiden, wie und was Sie sein sollten. Seien Sie das, was Sie glauben, sein zu wollen.

Wir mögen zwar Fehler machen aufgrund des unvollständigen Verstehens mancher Vorgänge im Körper, aber das kann sich bessern, denn wir sehen es ja am Ergebnis, ob etwas richtig oder falsch war.

Sie müssen eine Vorstellung von sich selbst als ein schlankes Wesen haben und gewohnheitsmäßig denken, dass SIE dieses Wesen sind. Denken Sie immer wieder daran, wie Sie sein wollen. Erschaffen Sie sich ein neues, schlankes Bild von sich selbst. Wiederholen Sie diese Gedanken, bis sie zur Gewohnheit werden.

Diese Vorstellungen, diese Bilder werden Sie verändern, werden aus Ihnen machen, was Sie sein wollen.

Denken Sie nicht bloß, dass Sie schlank werden, sondern, dass Sie jetzt bereits schlank sind. Und beginnen Sie jetzt damit, so zu handeln, als ob Sie schon schlank wären. Und dennoch: Haben Sie es nicht zu eilig.

Ich übe regelmäßig Autogenes Training. Dazu nehme ich mir täglich Zeit.

Ich liege auf der Couch oder im Bett, denn es ist am besten, flach auf dem Rücken zu liegen. Die Übung kann man vor dem Einschlafen und vor dem Aufstehen aber auch tagsüber in einer Pause machen. Sie dauert nicht lange. Ich habe die Affirmationen für mich so adaptiert:

Meine Arme und Beine sind schwer und warm.
Meine Arme und Beine sind schwer und warm.
Meine Arme und Beine sind schwer und warm.
Ich bin ruhig und gelöst.

Mein Bauch ist locker und weich.
Mein Bauch ist locker und weich.
Mein Bauch ist locker und weich.
Ich bin ruhig und gelöst.

Mein Herz schlägt.
Mein Herz schlägt.
Mein Herz schlägt.
Ich bin ruhig und gelöst.

Meine Lunge atmet.
Meine Lunge atmet.
Meine Lunge atmet.
Ich bin ruhig und gelöst.

Meine Stirn ist angenehm kühl.
Meine Stirn ist angenehm kühl.
Meine Stirn ist angenehm kühl.
Ich bin ruhig und gelöst.

Der ganze Körper ist ruhig und entspannt.

Rücknahme:

Arme fest.
Dabei die Arme anspannen und mehrmals eine Faust machen.

Atmung tief.
Dabei tief einatmen.

Augen auf.
Erst dann die Augen öffnen.

Das wirkt bei mir. Warum? Ich habe es gerne einfach. Wenn Sie lieber blumige Affirmationen haben, denken Sie sich diese aus. Bei Mein Bauch ist locker und weich stelle ich mir vor, dass das ca. fünf cm unter dem Nabel der Fall ist. Bei Meine Lunge atmet sehe ich meine Lunge als großen Schmetterling, der im Freien durch die frische Luft flattert. Keine Ahnung, wie ich darauf gekommen bin.

Wer über das Autogene Training Genaueres wissen will, sollte sich die entsprechende Literatur besorgen oder einen Kurs machen.

Es ist doch so: Man denkt oft an das, was man nicht will anstatt daran, was man will. Es wäre jedoch viel besser, sich auf das Erwünschte zu konzentrieren! In unserem Fall: sich als schlanke Version seiner selbst zu sehen.

Ab sofort sollte man diese Vorstellung wählen und die alten Gedanken verscheuchen, bis die neuen

Gedanken zur Gewohnheit werden. Dann verschwinden die anderen Gedanken ganz von selbst.

Man kann wählen, woran man denkt. Der freie Wille ermächtigt uns dazu.

Man kann sich überlegen:

Was werde ich machen, wenn ich schlank bin?

Und wie werde ich mich dabei fühlen?

Dann fühlen Sie sich jetzt schon besser. Denn das Fühlen bewirkt mehr als das Denken.

Wenn Ihnen der Spiegel sagt, dass Sie dick sind, verbannen Sie ihn für eine Weile.

Stellen Sie sich die gewünschte Sportart, die Sie gut beherrschen wollen, bildlich vor. Zum Beispiel, wie es sein wird, wenn Sie es geschafft haben, zum ersten Mal eine Distanz von fünf Kilometern zu laufen. Wie werden Sie stolz auf sich sein im Ziel! Oder Sie blicken vom Berggipfel ins Tal hinab nach vier oder mehr Stunden Aufstieg. Sie packen Ihre Jause aus dem Rucksack, während Sie einem pfeifenden Murmeltier zuhören. Neugierige Alpendohlen gleiten heran, landen und hüpfen näher zu Ihren Vollkornkeksen.

Allein die Vorstellung bewirkt sehr viel. Sie lässt Ihre Kräfte und sogar Ihre Muskeln wachsen. Das ist wissenschaftlich erwiesen.

Erwachen Sie! Zu Ihrem neuen, Ihrem schlanken Leben in Bewegung. Sie werden quicklebendig, voller Freude und dankbar sein.

Ausklang – Was ist IHR Lieblingssport?

Das können nur SIE wissen.
Schreiben Sie auf, was Ihnen dazu einfällt.
JETZT GLEICH.

Und das Wichtigste ist, TUN Sie jetzt gleich etwas.
Holen Sie Ihre Sportsachen hervor, legen Sie los.
Oder gehen Sie neue Sportausrüstung kaufen.
Verabreden Sie sich zum Training.
Kaufen Sie sich ein Buch über eine neue Sportart.
Machen Sie einen flotten Spaziergang.
Was immer möglich ist, tun Sie es JETZT.
Los geht es.
HAVE FUN!

Und bleiben Sie dran!

Im zweiten Band werden Sie lesen, wie es bei mir weiter ging. Ich stellte mir Trainingspläne zusammen, um mich im Sport zu verbessern und mich auf persönliche Bestleistungen vorzubereiten. Ich probierte neue Rezepte aus und verrate Ihnen, was mir geschmeckt hat. Dazu kommen neue Ideen und weitere Verbesserungen der Lebensweise. Was mir geholfen hat, könnte auch Ihnen helfen.